CHORÉOPTISME

SES APPLICATIONS A L'OBSTÉTRIQUE

COMMUNICATION

Faite au Congrès de l'Association Française pour l'Avancement des Sciences,
tenu à Limoges en 1890, dans sa séance du 9 Août

PAR

Le Docteur M. FANTON

MARSEILLE

TYP. ET LITH. BARLATIER ET BARTHELET
Rue Venture, 19
—
1890

CHORÉOPTISME

SES APPLICATIONS A L'OBSTÉTRIQUE

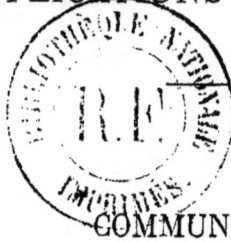

COMMUNICATION

Faite au Congrès de l'Association Française pour l'Avancement des Sciences,
tenu à Limoges en 1890, dans sa séance du 9 Août

PAR

Le Docteur M. FANTON

———

MARSEILLE

TYP. ET LITH. BARLATIER ET BARTHELET

Rue Venture, 19

—

1890

CHORÉOPTISME

SES APPLICATIONS A L'OBSTÉTRIQUE

———

Suppressions des douleurs de l'enfantement. — Régularisation des contractions utérines pendant le travail. — Accouchement provoqué par la méthode suggestive à 7 mois 1/2 dans un cas de rétrécissement du bassin.

Communication faite au Congrès de l'Association Française pour l'Avancement des Sciences, tenu à Limoges en 1890, dans sa séance du 9 Août.

———

L'année dernière, au Congrès de Paris, j'eus l'honneur de vous présenter une série de douze observations d'application de l'hypnotisme comme médication des complications nerveuses de la grossesse et surtout comme moyen de suppression des souffrances pendant le travail de l'enfantement. Depuis cette époque, de nouvelles et fort nombreuses observations m'ont encore permis non seulement de contrôler les faits que je vous ai exposés déjà, mais d'ajouter à ceux-là de nouveaux et très intéressants résultats.

Je vous exposerai très rapidement comment, en observant un phénomène physiologique, je suis arrivé à employer un procédé d'hypnotisation qui, jusqu'à ce jour, chez les femmes enceintes, ne m'a jamais donné d'insuccès, si ce n'est lorsque le sujet était dominé par la peur.

Je vous exposerai ensuite trois observations seulement, choisies parmi une vingtaine, deux surtout que vous me permettrez de vous détailler davantage, car, c'est d'elles que je déduirai toutes les conséquences avantageuses que l'obstétrique peut retirer de ce que j'ai appelé le *choréoptisme* (danse des objets vus), ce mot employé pour désigner un nouveau procédé d'hypnotisation, indiquant tout à la fois par son étymologie le fait physiologique qui lui sert de base, le moyen artificiel de le produire et les phénomènes qui en sont la conséquence.

En pratiquant l'hypnotisme par la fixité du regard, on observe chez le sujet des dilatations et des contractions successives de la pupille qui précèdent immédiatement le sommeil hypnotique. Ce phénomène, je l'ai remarqué si souvent, que pendant longtemps je l'ai considéré comme la caractéristique à laquelle on pourrait reconnaitre un sujet hypnotisable. C'est à reproduire ce phénomène physiologique que je me suis appliqué.

Je ne vous décrirai pas les diverses alternatives par lesquelles sont passées mes recherches et mes hésitations, que j'ai d'ailleurs détaillées dans une brochure publiée par moi à ce sujet (1) ; je vous dirai de suite que pour obtenir l'intermittence de lumière et d'obscurité, j'ai adopté un tetraèdre régulier tournant lentement sur son axe et présentant un miroir sur ses deux plus petites faces opposées ; mieux encore, j'ai obtenu la fascination par un miroir très ordinaire mu d'un mouvement quelque peu irrégulier devant les yeux du sujet à endormir. J'ai, pour supprimer la fatigue qui résulte toujours pour l'opérateur d'un mouvement prolongé, fait monter ce miroir sur un système d'horlogerie, mais ce mécanisme est loin d'être indispensable ; il est, jusqu'à aujourd'hui, fort peu portatif. (Voir les figures dans la brochure citée plus haut.)

Pour obtenir la choréoptisation, le sujet doit regarder dans la glace agitée devant lui, non sa propre image, mais surtout le reflet des objets qui l'environnent et qui, par leur nature, doivent demeurer immobiles. Bientôt, on reconnaît par les oscillations de la tête, par le clignotement des paupières, que le vertige se produit analogue à celui que procurent la valse, la balançoire, ou le roulis d'un navire, et le sujet s'affaisse ébloui et inconscient, hypnotisé.

Les comparaisons que je viens de faire et qui peignent parfaitement l'état d'un hypnotisé par le *choréoptisme*, disent

(1) *Le Choréoptisme.* — Marseille, 1890 ; Achard, éditeur.

assez par elles-mêmes que jamais on ne doit user de ce moyen là chez un sujet qui vient à peine de prendre son repas, on pourrait provoquer des vomissements, surtout pendant les premières séances.

J'ai dit tantôt que jamais ce procédé ne m'avait donné d'insuccès chez les femmes enceintes, faisant toutefois la restriction des appeurées. En effet, toutes les femmes en état de gestation peuvent être considérées comme atteintes d'un état hystérique passager ; la preuve en est dans les nombreux phénomènes nerveux qui se développent chez elles, elles ont souvent une propension marquée pour le sommeil. C'est donc un état qui prédispose grandement au succès. Si nous ajoutons à cela que des séances peuvent se prolonger et se répéter aussi longtemps et aussi souvent que de besoin, il est facile de comprendre qu'avec de la patience, le succès est au bout. Reste à savoir si les séances fréquentes ou prolongées ne peuvent avoir de conséquences fâcheuses. Je puis vous affirmer que sur une quarantaine de sujets soumis à ce mode d'hypnotisation et quelquefois par des séances très fréquentes et très longues, je n'ai jamais eu d'accidents nerveux même le plus léger, ayant toujours soin, il est vrai, de suggestionner à mes sujets que les manœuvres ne doivent et ne peuvent avoir pour elles que des effets bienfaisants.

Ce n'est que rarement qu'à la première séance ou même à la seconde que le sujet tombe dans un état d'hypnotisme suffisant pour être suggestionnable ; il faut, au contraire, qu'il ait été plusieurs fois *choréoptisé*, qu'il ait subi, pour ainsi dire, une préparation, je dirai mieux : un entraînement, pour obtenir de lui l'obéissance aux suggestions.

C'est alors que la sensibilité est progressivement abolie et que la femme est prête à enfanter non seulement sans douleur mais soit à l'heure dictée par la nature, soit même à l'instant désigné par l'accoucheur.

En effet, Messieurs, l'un des résultats les plus surprenants de la *choréoptisation* pendant l'accouchement est le fait de la régularisation du travail, et c'est sur ce point que je veux fixer votre attention lorsque je vous aurai soumis les trois observations suivantes :

Première Observation.

La nommée L. Caffo, domestique, âgée de 19 ans, bien conformée, de taille au-dessus de la moyenne, ne présentant dans ces antécédents personnels ou héréditaires aucun de ces faits particuliers aux névropathes, réglée depuis l'âge de douze ans, elle l'a été régulièrement tous les 25 jours jusqu'au 22 mai, dernière époque à laquelle remontent, dit-elle, ses premières relations et sa grossesse. Elle se présenta donc à nous le 16 décembre 1889, enceinte de 6 mois et demi environ ; les symptômes du début ont été assez insignifiants, l'auscultation des bruits du cœur confirme le diagnostic et le maximum se trouvant dans la fosse illiaque gauche, nous annonce une première du sommet.

Dès le lendemain, j'essaie la fascination par la fixité du regard, qui dure pendant 35 minutes sans résultat, puis la friction des globes oculaires sans plus de succès.

Le 18 décembre, même tentative, même insuccès. J'emploie alors le *choréoptisme,* qui produit le mal de mer et les nausées, la fille Caffo sortait de table ; ce n'est que le surlendemain qu'un nouvel essai de *choréoptisme* produit la léthargie : il n'est cependant pas encore possible, par quelque manœuvre que ce soit, de transformer la léthargie en catalepsie ou en somnambulisme, la parole n'aboutit qu'à la réveiller consciente de ce qui s'est passé pendant le sommeil, si l'on peut déjà désigner ainsi l'état vague dans lequel elle est demeurée pendant 4 ou 5 minutes.

Jusqu'au 29 décembre, l'hypnotisation par les procédés ordinaires est essayée chaque jour et chaque fois sans résultat.

Je me vois toujours obligé d'avoir recours au *choréoptisme.*

La fille Caffo n'a été apte à recevoir une suggestion un peu compliquée que le 31 décembre.

Le 4 janvier 1890, pendant qu'elle est en état suggestif, elle est absolument insensibilisée ; à dater de ce jour, les séances de sommeil sont espacées et nous attendons l'époque du 24 ou 26 février, à laquelle s'achève le neuvième mois.

Pendant ce laps de temps, j'ai à plusieurs reprises constaté que par la *choréoptisation,* la fille Caffo devenait suggestionnable sur les faits indépendants de la volonté, tels que : suppression de la vue, de l'ouïe, transfert des sensations, tandis que des suggestions portant sur des faits d'ordre volontaire n'étaient exécutées que lorsqu'elles étaient fort simples.

Le 8, le 10, le 15 et le 18 février, devant divers confrères, nous avons, à plusieurs reprises, suggestionné à la fille Caffo d'avoir des contractions utérines répétées à intervalles réguliers pendant 10 ou 15 minutes, exactement comme si elle était en travail d'enfantement, et chaque fois la suggestion a été parfaitement suivie d'effet. Chaque fois, les confrères présents ont pu constater le durcissement progressif du globe utérin, sa projection en avant ; le toucher vaginal a chaque fois permis de reconnaître que la partie fœtale appuyait sur le segment inférieur.

Le 19 février, à 6 heures du soir, la patiente accuse de légers fourmillements ; à 10 heures le travail commence franchement, les contractions douloureuses s'accentuent. Nous faisons une première expérience de suspension du travail, qui, sous l'influence de la suggestion, s'arrête pendant une heure, de onze heures à minuit. Le travail reprend ensuite, mais les souffrances sont supprimées.

A une heure du matin, les contractions se succèdent régulièrement et très soutenues, à 7 ou 8 minutes d'intervalle, à une heure et demie, nouvel essai de suspension du travail, la suggestion est suivie d'effet pendant deux heures et demie, le travail reprend sa marche naturelle jusqu'à onze heures du matin.

A onze heures, devant les docteurs Jourdan, Lieutaud, Fournac, Audiffrent et quelques sages-femmes, une suggestion est donnée pour supprimer les douleurs, pour obtenir l'apparition des contractions à intervalle régulier de dix minutes, cette suggestion s'exécuta jusqu'à deux heures.

Placée devant le miroir, la patiente est de nouveau endormie pour recevoir l'ordre de contractions utérines très soutenues et renouvelées de deux en deux minutes. Ce qui a lieu jusqu'à cinq heures du soir. A ce moment, MM. les professeurs Magail et Livon, les docteurs Audiffrent, Jourdan, Rubino, Pourrière, Fournac, Lieutaud et de nombreuses sages-femmes constatent à l'unanimité que les souffrances de l'enfantement sont totalement supprimées et que ce mode d'insensibilisation par le *choréoptisme* est absolument inoffensif. Ils désirent cependant connaître jusqu'où peut s'étendre l'action de l'accoucheur dans la suspension du travail ; à ce moment, la dilatation est complète, la tête est couronnée par le col utérin, la parturiente est endormie et reçoit la suggestion de n'avoir plus de contractions utérines, de cesser le travail de l'enfantement. Cette expérience a réussi à suspendre la marche de l'accouchement pendant trois heures, après lesquelles les contractions expultrices reparaissent en s'accélérant progressivement.

La parturiente, couchée en position horizontale, inconsciente de son état, prend à chaque contraction la position la plus com-

mode et la plus favorable, à chaque poussée, elle fait, sans
souffrance, des efforts analogues à ceux de la défécation, après
quelques contractions expulsives,la tête se présente à la vulve,
les poussées se soutiennent, enfin le dégagement se fait. Pendant
la période d'expulsion le docteur Rubino faisait prendre au bras
de l'accouchée toutes les positions fantaisistes, la parturiente
répète constamment : Je ne souffre absolument pas, je pousse
seulement.

Au moment de l'expulsion, la mère est restée impassible et
reposée, elle est demeurée inerte sur son lit, conservant la position qu'elle avait eue pendant les derniers efforts, formant avec
ses cuisses un berceau à un gros garçon de 3 kil. 100 grammes.

La délivrance s'est effectuée cinq minutes après, la contraction
de l'utérus a été si complète, que l'écoulement sanguin a été
totalement supprimé pendant près de demi-heure. Il n'y avait
pas trois minutes que le placenta et les membranes étaient
retirées, que déjà l'utérus ne formait plus qu'une tumeur à peine
grosse comme la tête d'un petit enfant, la délivrance, faite pendant la catalepsie, a été complètement indolore, la fille Caffo n'a
pas eu plus conscience de l'un que de l'autre de ces faits. Inter-
rogée après l'accouchement, elle répond exactement comme si
elle n'était point encore délivrée, elle ne se rend réellement
compte de son état que lorsqu'on l'invite à se palper le ventre ;
alors elle s'écrie: « J'ai donc accouché, faites-moi voir mon
enfant ! »

Le lendemain, j'ai donné à la fille Caffo une suggestion d'avoir
trois selles purgatives à 4 heures d'intervalle pour atténuer la
fièvre du troisième jour. Cette suggestion a eu son plein effet.

Les suites de couches ont été très heureuses et le dixième jour
la fille Caffo reprenait doucement ses occupations domestiques.

DEUXIÈME OBSERVATION.

La dame Gaubert, mariée, âgée de 33 ans, a déjà eu 3 enfants ;
chacun de ses accouchements a été très douloureux et très
prolongé, le travail a toujours duré près de 24 heures ; le premier
accouchement remonte à dix ans. Les antécédents héréditaires
ne peuvent pas être établis par tous les ascendants, il n'y a
pourtant, à l'heure actuelle, aucun nerveux dans la famille. La
dame Gaubert elle-même ne présente aucun signe ni aucun
souvenir qui permettent de reconnaître chez elle une prédis-
position hystérique ou névropathique. Elle a toujours été

parfaitement réglée, sans retard, ni douleur, n'accuse aucune perte blanche ou autre qui puisse faire soupçonner une affection utérine. L'examen par le toucher ne permet pas non plus de constater une déviation ou une flexion, il est vrai que l'état de gestation peut avoir modifié ces derniers symptômes. Il n'y a en outre aucune modification pathologique ni déformation du bassin : tout cela indiqué pour rechercher les causes de la durée du travail dans les accouchements antérieurs.

Donc la dame Gaubert redoutant les souffrances d'un accouchement prolongé, vint me prier de lui en éviter les peines.

J'essayai d'abord sur elle les divers moyens d'hypnotisation et je n'obtins aucun résultat satisfaisant. Le *choréoptisme* fut sur elle plus énergique et, dès la première séance, elle s'endormit, après avoir été soumise à son influence pendant trois minutes seulement, le sommeil ne dura pas plus de 2 minutes 1/2 et elle se réveilla d'elle-même consciente de son sommeil. C'était le 1er mai.

Le 2 mai, le sommeil vint plus rapidement que la veille, le 3 aussi, à tel point que le 4 mai il était à peine nécessaire que la dame regarda le miroir une demi minute pour tomber en état *choréoptique*.

Le 5 mai seulement, il y a des symptômes cataleptiques, mais la raideur ne persiste pas.

Le 6 mai, ces phénomènes de paralysie suggestive se produisent, mais la sensibilité persiste.

Le 7 mai, la sensibilité s'émousse; au réveil, la dame Gaubert n'a plus qu'un vague souvenir de son sommeil.

Le 8 mai, l'insensibilité est absolue, l'amnésie est complète, la dame Gaubert peut, sur mon indication, prendre les trois états, léthargie, catalepsie, somnambulisme, l'obéissance est passive pendant le sommeil, mais ne se poursuit pas au réveil.

Les 9, 10, 11, 12, 13, la dame Gaubert est endormie jusqu'à ce que la suggestion produise effet au réveil, ce n'est que le 15 mai que ce résultat est obtenu.

La patiente est suggestionnée de dormir régulièrement chaque jour à la même heure et ce, pendant plusieurs jours.

Le 20 mai, en présence du docteur Goy, la dame Gaubert est endormie par le *choréoptisme*, après plusieurs expériences tendant à prouver la suppression absolue de la sensibilité, elle reçoit la suggestion d'abord de demeurer insensible pendant cinq heures, et ensuite d'avoir au réveil à 2 minutes d'intervalle l'un de l'autre, cinq contractions de l'utérus comme si elle était en travail d'accouchement, mais sans souffrance. Elle est reveillée et de suite croit l'heure de la délivrance arrivée, car elle ressent dans son ventre des mouvements qui ressemblent dit-elle à ceux des derniers moments. Il y a de la peine à la rassurer sur la terminaison de cette expérience; après un quart-d'heure, les contractions cessent et tout rentre dans l'ordre.

L'examen pratiqué pendant les contractions révèle tous les signes d'un travail commencé; l'utérus se durcit, se projette en avant, la partie fœtale s'appuie sur le segment inférieur utérin et l'on devine que si cet état persistait, l'effacement du col et bientôt la dilatation s'effectueraient.

Le 21, les mêmes faits se renouvellent en présence de notre confrère, M. le docteur Evariste Michel, médecin inspecteur des eaux de Cauterets, de passage à Marseille.

Le 25, en présence de Madame Pierre; le 27, devant Madame Pouzache, mêmes faits et d'autres tendant à la substitution des sens, à la suppression de la vue ou de l'ouïe.

Le 28 mai, réédition de ces expériences en présence de M. le docteur Gallerand, et production des stigmates de brûlures qui apparaissent presque instantanément.

Et il en arrive de même, le 29, devant Madame Maczuscki.

Le 31, suppression par suggestion d'une constipation opiniatre, et, pour la première fois, je dicte la suggestion de ne pas souffrir pendant l'accouchement.

Le 2 juin, effet purgatif obtenu par suggestion : je renouvelle, à dater de ce jour, à toutes les séances, la suggestion de ne pas souffrir pendant l'accouchemont.

Le 3 juin, je fis remettre à la dame Gaubert, le billet suivant: « Madame, j'ai été obligé de sortir et n'ai pu vous attendre. Je ne tarderai pas cependant à rentrer pour venir vous éveiller. Asseyez-vous à votre place habituelle, et, dès que vous aurez relu ce billet, vous vous endormirez. A tantôt. Docteur Fanton. »

Dès que la dame Gaubert eut lu et relu ce mot de billet elle tomba en l'état hypnotique, j'en fus prévenu, car j'étais dans l'appartement voisin; ce jour, elle exécuta toutes les suggestions aussi bien que si elle eût été hypnotisée ou *choréoptisée* par les divers autres procédés.

Le 4 juin, devant M. le docteur Pourrière.

Le 5, devant Madame Artaud, sage-femme, je renouvelle les expériences des 20, 21, 25, 27, 28, 29 mai et comme aux jours précédents le travail de l'enfantement commence à la minute indiquée pour se continuer suivant le rythme prescrit et cesser au commandement. Chaque fois, l'examen abdominal et le toucher vaginal indiquent très bien un travail commencé et comme une menace d'accouchement.

De même qu'au jour de la délivrance, toutes les contractions sont indolores. La dame Gaubert est donc prête et depuis longtemps a traverser ce moment toujours si douloureux pour la femme sans en subir le moindre désagrément; nous attendons patiemment le jour fixé par la nature. Il n'en est pas de même de l'heure, car depuis quatre ou cinq séances j'ai suggestionné à la dame Gaubert d'accoucher à cinq heures après midi sans préciser le jour.

Le 10 juin, la dame Gaubert, prise des symptômes d'accouchement, entre pensionnaire chez Madame Debeuil, sage-femme de la Maternité de Paris. Cela ne me parait qu'une fausse alerte, comme on en remarque souvent dans le courant de la dernière quinzaine de la grossesse. La dame Gaubert est alors endormie et reçoit la suggestion suivante :

« Si le moment de l'accouchement est venu, les contractions que vous ressentez vont se continuer, le travail s'accentuera davantage ; si ce n'est qu'un faut départ, ces symptômes vont se dissiper et dans 1/2 heure vous n'éprouverez plus rien d'anormal. »

La patiente, réveillée, resta environ 3/4 d'heure mal à l'aise, puis tous les symptômes se dissipèrent, à ce fait là assistait Madame Debeuil, sage-femme, et plusieurs personnes de la famille de Madame Gaubert, son mari et sa sœur entre autres.

Le mercredi, 18 juin, à 7 heures du soir, les mêmes symptômes reparurent et la patiente reçut la même suggestion, mais elle ne fut pas suivie d'effet; le travail continua progressivement jusqu'à minuit, à ce moment, la partie fœtale appuie sur le sigment inférieur, le col est complètement effacé et la pulpe de l'index peut pénétrer facilement jusque dans la cavité intérine et apprécier la tension de la poche des eaux, à chaque contraction quelques glaires sanguinolentes s'écoulent, les besoins d'uriner sont très fréquents et, chaque cinq minutes la parturiente indique des contractions utérines.

A minuit 1/2, la dame Gaubert, *choréoptisée*, reçoit la suggestion de suspendre tout travail d'accouchement pour ne le reprendre que le jeudi matin à 7 heures; cette suggestion porte admirablement, la dame Gaubert dort d'un sommeil naturel très profond et ce n'est que le matin à 7 heures qu'elle est réveillée par une contraction assez forte quoiqu'indolore. Examinée à ce moment, les signes utérins sont absolument identiques à ceux constatés à minuit, il n'y a eu depuis lors aucune modification : à 7 heures du matin, le travail reprend indolore mais soutenu.

Les confrères et les sages-femmes qui m'avaient manifesté le désir d'assister à l'accouchement, sont prévenus et tour à tour viennent.

M. le docteur Bousquet, qui suit ces expériences en son nom personnel et comme délégué de la Société d'obstétrique et de gynécologie de Paris ; M. le docteur Magail, professeur d'accouchement à l'Ecole de Médecine ; MM. les docteurs Gallerand, Goy, Jourdan, Lauzei, Pourrière, Rubino ; et Mmes Carvin, Deleuil, Maczuscki, Massot, Mastrape, Pierre, Roustan, Rissot, Rougier, Vare, sages-femmes.

Vers midi, les contractions très soutenues se succèdent à deux minutes d'intervalle, elles paraissent vouloir devenir douloureuses, la patiente est rendormie et de nouveau reçoit la suggestion de travailler sans souffrir.

A une heure, la dame Gaubert prend son repas comme si de rien n'était et cependant l'examen fait quelques instants avant qu'elle ne se mette à table révèle une dilatation plus grande qu'une pièce de cent sous et la poche des eaux saillante dans l'orifice du col.

L'après-midi, l'état de veille s'est prolongé sans douleur, malgré la continuation du travail, jusqu'à trois heures ; vers ce moment la sensibilité fait mine de reparaître, mais rendormie la dame Gaubert est de nouveau insensibilisée par suggestion, puis étendue sur un lit en position du décubitus dorsal, elle est laissée en sommeil hypnotique, dès lors, les contractions se produisent d'elles-mêmes ; mais sont accélérées ou suspendues, soutenues ou fugaces, rapprochées ou distancées, longues ou raccourcies au gré du commandement.

Un examen bien attentif fait déjà par moi-même et constaté à tour de rôle par plusieurs confrères, par MM. le docteur Magail, le docteur Crouzet, les docteurs Goy et Gallerand en particulier, fait constater à chaque reprise le fait physiologique suivant : C'est qu'aucun des muscles de l'abdomen ou du périné n'a contribué par le moindre effort au travail de l'accouchement, tant que la dilatation du col n'a pas été complète et que la tête n'a pas été entièrement expulsée de la cavité utérine, ce n'est, en un mot, que lorsque la partie fœtale a appuyé sur le plancher que la contraction des muscles du périné d'abord, puis des muscles abdominaux ensuite, ont contribué à l'expulsion du fœtus. Ce fait démontre une fois de plus l'inutilité des efforts que l'on demande d'habitude aux femmes en mal d'enfant. Toutes ces manœuvres n'ont aucun effet sur l'accentuation du travail et n'aboutissent qu'à fatiguer, sans motif, la parturiente.

A 4 heures 20, la rotation était achevée; la tête se présentait à la vulve et la dilatation des parties extérieures allait commencer, lorsque, tout d'un coup, le travail se ralentit puis les contractions cessèrent sans motif apparent, la patiente dormit profondément.

Nous cherchions les causes de ce temps d'arrêt qui durait depuis un quart d'heure, lorsque je me souvins que pendant plusieurs séances précédent.s j'avais suggestionné à la dame Gaubert d'accoucher à cinq heures de l'après-midi et que le retard auquel nous assistions pourrait peut-être bien trouver là sa cause. Je suggestionnais alors à l'accouchée d'avoir à continuer rapidement le travail de la délivrance qui, d'ailleurs, devait être bientôt terminé. Pour toute réponse, nous assistâmes à une crise nerveuse assez intense. Je fis remarquer à mes confrères présents que bien des fois, lorsqu'un sujet a reçu une suggestion très précise, surtout lorsqu'elle est chez lui je dirai bien invétérée, j'ai obtenu un résultat identique (soit une crise) chaque fois que j'ai voulu la changer brusquement. Malgré ce, le calme rétabli par suggestion, le travail reprit sur mon ordre et, à cinq heures moins un quart, la dame Gaubert accouchait d'une fillette de 3 kil. 200 grammes.

La délivrance se fit 12 minutes après et la rétraction utérine suivit de si près, qu'une heure après l'accouchement le globe utérin n'occupait plus que le tiers inférieur entre le pubis et l'ombilic.

La dame Gaubert a été absolument inconsciente de son accouchement puisque ce n'est que deux minutes après son réveil, alors que la toilette avait été faite en totalité, c'est-à-dire de 20 minutes à 1/2 heure après que l'enfant était né, que, revenue a elle-même, elle s'est écrié « Oh! mais il est né, mais je n'ai pas souffert » prouvant par cette exclamation l'état d'inconscience absolu dans lequel elle est demeurée pendant tout le temps.

Les suites de couches ont été parfaites et le sixième jour la dame Gaubert était en état de retourner au sein de sa famille. Deux faits encore intéressants se sont accomplis pendant ces quelques jours, le premier nous l'avions déjà produit à plusieurs reprises sur la dame Gaubert et sur d'autres, c'est la purgation par suggestion, mais un fait tout nouveau a trait à la montée du lait. La dame Gaubert dans ses accouchements précédents n'a jamais eu assez de lait pour nourrir ses enfants, cette fois-ci nous étions au quatrième jour, les seins étaient flasques, à peine s'ils laissaient sous la pression suinter quelques gouttes de colostrum, à tout hasard la dame Gaubert est *choréoptisée* et reçoit la suggestion d'avoir dans trois heures les seins gorgés de lait. Explique qui pourra la chose ; mais ce qui m'a le plus étonné c'est que la suggestion a parfaitement réussi et que de ce jour la dame Gaubert est une fort belle nourrice.

Il y avait douze jours que mon sujet était retourné aux occupations de son ménage quand son mari vint me dire qu'elle souffrait énormément des hémorrhoïdes au point qu'elle n'avait pu se rendre chez moi pour me consulter, je lui donnai pour toute ordonnance la lettre suivante : « Madame, j'apprends avec grand plaisir que vous êtes tout à fait remise de vos couches, quelques pertes subsistent encore mais qui n'ont pas d'importance. Ce qui est plus désagréable pour vous ce sont les tourments que vous procurent les hémorrhoïdes, relisez deux fois ce mot de billet, puis vous vous endormirez cinq minutes ; en vous réveillant, toute souffrance aura disparu pour ne plus revenir. Docteur Fanton. »

Depuis la dame Gaubert est entièrement remise et allaite sa superbe fillette.

TROISIÈME OBSERVATION.

Les expériences sur l'apparition des contractions utérines au commandement que j'ai renouvelées en maintes circonstances, mais que j'ai plus particulièrement signalées dans mes deux observations précédentes sur Louise Caffo le 8, le 10, le 15 et 18 février et Mme Gaubert les 20, 21, 25, 27, 28 et 29 mai, m'ont autorisé à tenter un accouchement à 7 mois 1/2 de la grossesse dans les circonstances particulières que je vais vous décrire.

Si j'ai un regret, c'est de n'avoir pu convoquer à cette expérience aucun confrère, le plus grand secret m'ayant été imposé par la famille.

J'espère sous peu, en octobre, la renouveler à Marseille au vu et su de tous, le sujet dont il s'agira étant une fille publique.

La demoiselle R. X., âgée de 25 ans, sans profession, présente un aspect semiesque, le front bas et fuyant, le bas de la face allongé et proéminent, les pommettes saillantes et le nez épaté, les joues applaties en avant et décolorées sont légèrement œdématiées, comme d'ailleurs les paupières et surtout les paupières inférieures qui forment un bourrelet au dessous des yeux, les bras longs descendent presque jusqu'aux genoux, les épaules bien qu'étroites sont déjetées en arrière, le sternum en avant forme une saillie que marque encore davantage l'appendice xyphoïde légèrement relevé, tandis qu'une gouttière se creuse dans le dos entre les deux omoplates, si profonde qu'on a peine à suivre le chapelet des apophyses épineuses.

La distance qui sépare le rebord inférieur des fausses côtes des épines illiaques antéro-supérieures paraît proportionnellement plus longue que d'habitude. Le mont de Vénus regarde tout à fait en bas et paraît cacher entre les cuisses la face antérieure de la symphise pubienne, a subi un mouvement de bascule pour devenir antéro-inférieur. La vulve est complètement rejetée en arrière ; la distance qui sépare le rebord inférieur de la symphise d'avec l'extrémité inférieure de coccys est diminuée en arrière ; la gouttière que j'ai signalée entre les scapulaires se continue bien marquée jusque dans la région lombaire où elle s'efface presque brusquement en formant une forte ensellure pour donner lieu à une saillie qui s'arrondit en croupe et se continue jusqu'à l'ouverture anale.

Les épines illiaques postéro-supérieures sont placées sur le même plan horizontal que les antéro-supérieures ; les saillies des tubérosités trochantériennes, fort marquées à droite et à gauche, sont sur un plan horizontal plus élevé que celui qui passe par les épines illiaques antéro-inférieures, les deux épaules sont sur un même plan horizontal, il en est de même des deux épines illiaques antéro-supérieures, des deux trochanters et des deux genoux ; les jambes courtes, arquées en dedans, présentent au niveau des genoux et des chevilles de fortes extrémités osseuses.

Pendant la marche, la fille R. X. se meut d'un balancement latéral du haut du corps qui coïncide avec une forte projection du bassin du même côté. A ce moment, le trochanter se dessine fortement sous les muscles fessiers. La cuisse prend, avec une incurration en dehors, une direction fortement oblique en dedans, corrigée par une direction de la jambe incurvée en dedans et fortement obliquée en dehors. Pendant la marche, les genoux ne sont jamais dans l'extension complète, au contraire, toujours légèrement fléchis ; ils frotteraient constamment l'un contre l'autre s'ils n'étaient déjetés en dehors par le mouvement de bascule du haut du corps. Les pieds sont longs et plats, la cambrure du corps en avant et la projection du bassin donne à la marche l'aspect si bien comparé à la marche du canard.

La fille R. X. présente donc le tableau complet d'une rachitique avec déformation du bassin par pénétration du sacrum.

Quoiqu'il y ait une apparence de symétrie entre les deux côtés, j'ai voulu savoir si je ne me trouvais pas en face d'un bassin oblique ovalaire. J'ai donc fait l'expérience de Naëgelè, légèrement modifiée. J'ai tout d'abord tracé au crayon noir sur la muraille blanche une ligne qui suit la perpendiculaire. J'ai placé la patiente devant, le dos collé au mur, après lui avoir introduit dans l'anus un tampon de coton auquel est suspendu un fil à plomb ; la ligne tracée par ce fil doit se confondre avec la ligne tracée sur le mur, puis un deuxième fil à plomb est maintenu exactement sur le milieu du rebord inférieur de la symphise pubienne ; dans le cas où la difformité oblique ovalaire n'existe pas, ces trois lignes se confondent sous l'œil de l'observateur. C'est notre cas, il y eût eu déviation, au contraire, s'il y eût eu cette difformité.

Quelques mesures vont maintenant établir le genre de déformation du bassin et nous permettre d'apprécier l'obstacle qu'il peut, dans le cas présent, apporter à un accouchement naturel.

La taille totale de la fille R. X. est de 1 mèt. 48.

PELVIMÉTRIE EXTERNE.

de	à	m/m
Milieu de la crête illiaque (droite).	Milieu de la crête illiaque (gauche).	275
L'épine illiaque antéro-supérieure (droite).	L'épine illiaque antéro-supérieure (gauche).	235
Épine illiaque antéro-inférieure (droite).	Épine illiaque antéro-inférieure (gauche).	210
Point le plus profond de l'ensellure dorsale apophyse épineuse de la dernière vertèbre lombaire ou de la première vertèbre sacrée.	Rebord supérieur de la symphyse pubienne.	165
d°	Épine illiaque antéro-supérieure (droite).	158
d°	Épine illiaque antéro-supérieure (gauche)	155
L'épine illiaque postéro-supérieure (droite).	Grand trochanter (gauche). . . .	235
Épine illiaque postéro-supérieure (gauche).	Grand trochanter (droit)	240
Épine illiaque postéro-supérieure (droite). .	Rebord inférieur de symphyse pubienne	153

de	à	m/m
Épine illiaque postéro-supérieure (gauche).	Rebord inférieur de symphyse pubienne.	153
Épine illiaque postéro-supérieure (droite).	Tubérosité sciatique (gauche). .	165
Épine illiaque postéro-supérieure (gauche).	Tubérosité sciatique (droite). . .	169
Épine illiaque postéro-supérieure (droite).	Épine illiaque antéro-supérieure (gauche)	200
Épine illiaque postéro-supérieure (gauche).	Épine illiaque antéro-supérieure (droite).	195
Tubérosité ischiatique (droite).	Milleu de crête illiaque (droite).	185
Tubérosité ischiatique (gauche)	Milieu de crête illiaque (gauche).	182

Si nous considérons ce tableau, nous constaterons d'abord qu'à part deux ou trois chiffres, les dimensions du bassin de la fille R. X. se rapprochent de la moyenne ; qu'il est cependant plus bas du côté gauche que du côté droit ; que les longueurs des diamètres obliques varient entre eux d'un demi-centimètre, mais ce qui frappe surtout, c'est le raccourcissement de la mesure antéropostérieure qui n'est que de 165 millimètres au lieu de 190, dimension normale ; c'est donc une différence de 25 millimètres qui réduit à 85 millimètres le diamètre sacro-pubien. Ce diagnostic est confirmé au moyen du doigt.

L'index introduit ne pénètre pas entièrement et se bute contre le promontoire ; la ligne tracée avec l'ongle sur le bord radial du doigt indique

PAR LA PELVIMÉTRIE INTERNE

Un diamètre sacro-pubien de... . . . .   80 millimètres.
Le diamètre antéro-postérieur du petit bassin, mesuré de la même manière, a ..   100 millimètres.
Le diamètre coccye-pubien du détroit inférieur . . . .   90 millimètres.

Remarquons, en passant, que la mensuration extérieure nous a laissé espérer un diamètre antéro-postérieur du grand bassin de

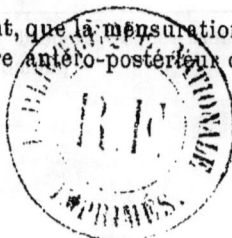

3

85 millimètres. Cependant, les mesures reprises plusieurs fois m'ont toujours donné les résultats mentionnés ci-dessus.

D'après cet examen minutieux, il est établi que la fille R. X. a un bassin rétréci dans le sens antéro-postérieur par enfoncement du coin sacré; qu'il a la forme d'un cœur de carte à jouer, très légèrement dévié puisque les mensurations donnent à peine une différence de cinq millimètres : cela étant établi, il me parut que l'accouchement à terme présenterait de grandes difficultés que, certainement, n'aurait pas un accouchement prématuré accompli vers sept mois et demi ou huit mois de gestation.

La fille R. X. n'a eu, à son dire, qu'une seule relation qui remonte au 10 novembre 1889, il est donc possible d'établir l'âge approximatif de la grossesse. Les règles de novembre n'ont pas paru ; elles étaient attendues le 15, et jamais elles n'ont retardé depuis leur apparition les nausées se sont manifestées dans le courant de décembre. Au commencement de juin 1890, il y a donc plus de six mois et demi de gestation, l'examen du ventre et le toucher confirment ce diagnostic, l'auscultation dénote des bruits du cœur dans la fosse illiaque gauche et des souffles utérins dans la fosse droite ; l'enfant est donc en présentation occipito-illiaque gauche.

Le 1er juin, je choréoptise la fille R. et, chaque jour, les séances se succèdent.

Le 4, elle est insensible pendant le sommeil.

Le 8, elle est suggestionnable avec amnésie au réveil.

Le 14, elle est insensibilisée pendant cinq heures après le réveil.

Le 17, je commence les suggestions relatives à l'accouchement sans souffrance.

Le 18, je provoque des contractions utérines pendant demi-heure, à deux minutes d'intervalle l'une de l'autre.

Le 19 et le 20, occupé par l'accouchement de la dame Gaubert, je laisse reposer la fille R.

Le 21, je provoque à nouveau les contractions qui apparaissent et disparaissent au commandement toujours sans douleur.

Jusqu'au 25 juin, l'observation de la fille R. ressemble à celle rapportée de la fille Caffo et de la dame Gaubert; dès le 26 au matin, je lui donne la suggestion d'avoir des contractions utérines indolores, mais suivies jusqu'à l'accouchement. Je lui affirme qu'elle est arrivée au terme de sa grossesse ; que le jour de la délivrance a sonné ; dès ce moment, le travail commence. J'examine l'état du col; il est dur et long; les deux orifices sont complètement fermés, à peine si le vagin est légèrement humecté de quelques glaires.

Le 26 au soir, je *choréoptise* à nouveau la fille R. et la suggestionne de continuer à travailler sans souffrance. Le col est ramolli et raccourci, mais pas encore entr'ouvert ; les bruits fœtaux s'entendent toujours au même point.

Le 27 au matin, le col commence à s'effacer ; quelques suintements glaireux se produisent.

A midi, les suggestions sont renouvelées, le col permet la pénétration de la première phalange dans la cavité cervicale.

A trois heures, sommeil ; nouvelle suggestion ; le col est effacé et dilatable, la pulpe de l'index arrive dans la cavité utérine.

A huit heures du soir, la dilatation est comme une pièce de 0,20 centimes. Pendant les contractions, on apprécie la tension et le flux de la poche des eaux, mais on ne peut atteindre la partie fœtale.

A minuit, la dilatation est comme une pièce de un franc. La parturiente reçoit suggestion de dormir du sommeil naturel sans qu'il y ait pour cela interruption du travail de l'accouchement.

Le 28 juin, à sept heures du matin, la dilatation a atteint la dimension d'une pièce de cent sous. La poche des eaux bombe, et pendant les contractions indolores s'engage dans le vagin en prenant la forme en boudin, exactement comme dans les présentations pelviennes. Pendant le repos, on sent la partie fœtale qui glisse derrière la symphise pubienne. A partir de ce moment, je ne pratique plus l'examen pendant les contractions, de peur de provoquer la rupture de la poche, mais chaque trois ou quatre heures, je rendors la patiente pour renouveler les suggestions de travail et d'insensibilité. A midi, la dilatation ne parait pas avoir augmenté, mais la tête appuye sur le promontoire, on diagnostique la première position du sommet ; suggestions de contractions soutenues et rapprochées.

A 3 heures, la tête est engagée et pendant une contraction prolongée la poche des eaux se rompt.

A 4 heures 1/2, la tête appuye bien sur le col.

- A 5 heures, elle franchit le détroit supérieur.

A 5 heures 1/2, la dilatation est complète. Je veux dire suffisante pour permettre à la tête de sortir de l'utérus, mais la rotation n'est pas commencée.

A 6 heures 1/2, la tête demeure comme enclavée depuis près d'une heure ; le travail n'avance plus, suggestion à l'état de veille d'avoir des poussées énergiques, insuccès, la même suggestion pendant le sommeil *choréoptique* donne un résultat.

J'ai peur que ce travail prolongé ne produise quelque accident utérin ; peut-être une rupture. J'émets l'idée d'une application de forceps, la famille s'y oppose.

A 7 heures, la tête appuye sur le plancher, mais la rotation n'est pas faite. Avec l'index je refoule l'utérus dont la lèvre antérieure accompagne la tête. A ce moment, il semble que le *choréoptisme* a produit ici tout ce qu'il peut donner ; plus aucune suggestion ne porte, ni celle de la suppression des souffrances, ni celle de la continuation du travail. Je lui ordonne de dormir pendant une heure du sommeil naturel pour reprendre haleine.

A 8 heures 1/2, la parturiente se réveille ; elle est un moment après plongée en sommeil hypnotique. Elle obéit à la suggestion d'accoucher promptement par des contractions rapprochées, en effet, la dilatation vulvaire commence, mais se prolonge encore 1 heure 1/4. Enfin, à 10 heures moins un quart naît un garçon de 1 kilo 900.

La tête a la forme conique, très accentuée, avec une forte dépression sur le pariétal gauche.

La délivrance est faite 10 minutes après, la toilette de la mère est faite ensuite. Il y a, au niveau de la fourchette, une déchirure qui entame le périné sur une étendue d'un demi centimètre environ.

Lorsque réveillée on demande à la fille R. son impression sur son accouchement « Il m'a semblé que j'accouchais, dit-elle, mais je n'en était pas sûre, j'avais comme un rêve ou plutôt comme un cauchemar. »

Les suites de couches ont été très heureuses, la malade traitée avec tous les soins antiseptiques employés de nos jours a repris ses occupations huit jours après son accouchement ; pendant ses couches les suggestions ont remplacé les purgations classiques ; au 10 juillet, la mère se porte à merveille.

L'enfant examiné le lendemain de la naissance pèse 1 kilo 900 grammes ; il est long de 383 millimètres, aucun testicule n'est encore dans le scrotum, les os de la tête sont très flexibles, il présente encore sur le sommet une bosse sanguine considérable. La fontanelle antérieure s'étend en avant entre les os frontaux jusqu'à un 1/2 centimètre de la racine du nez. Excepté pour les diamètres passant par le bregma impossible à mesurer à cause de la bosse sanguine. Les mesures des diamètres donnent les résultats suivants :

bi-pariétal.................	83	millimètres.
bi-temporal	77	»
bi-malaire.................	58	»
bi-astérique	67	»
inio-nasal.................	107	»
sous-occipito frontal........	99	»

l'enfant a été conservé enroulé dans du coton, couché dans un berceau entre deux bouillotes ; on n'a pas eu recours à la couveuse. Il est allaité par une nourrice mercenaire qui se trait et donne le lait dans la cuillère. L'enfant a essayé à plusieurs reprises de prendre le sein mais n'a pu y arriver que le troisième jour. Au 10 juillet, l'enfant se porte aussi bien que possible.

Le fait d'un accouchement prématuré provoqué par la méthode suggestive paraît fort extraordinaire et cependant il sera très facilement explicable par l'observation suivante qui est de pratique journalière chez les accoucheurs.

Dans un accouchement et au moment où la parturiente se livre aux efforts des douleurs expulsives, il n'est pas rare de rencontrer parmi les assistants, et surtout parmi les assistantes, des personnes qui inconsciemment se livrent à des efforts similaires. Pour mon compte personnel, j'ai déjà vu trois fois et M. le Professeur Magail nous a souvent répété à sa clinique que lui-même bien des fois avait vu ces efforts être le point de départ d'un avortement ou même d'un accouchement prématuré.

Puisque donc des contractions provoquées par un fait de simulation peuvent entraîner un accouchement, pourquoi n'en serait-il pas de même pour les contractions provoquées par la méthode suggestive ?

CONCLUSION.

J'ai signalé avec un soin minutieux les moindres détails de ces observations, pour pouvoir en déduire les conclusions qui, à mon humble avis, militent en faveur du *choréoptisme* dans l'obstétrique.

Il me paraît inutile de faire ici un parallèle, si .court soit-il, entre les divers procédés d'anesthésie pendant l'accouchement, qui, tous, présentent soit une action inefficace, comme l'antipyrine et la cocaïne, soit même de sérieux dangers, comme le bromure d'Ethyl et surtout le chloroforme; un parallèle., dis-je, entre eux et l'innocent *choréoptisme*.

Notons tout d'abord la difficulté très grande éprouvée au début pour plonger les sujets en état hypnotique, résistance qui n'a pu être vaincue que par le *choréoptisme*, ce qui s'explique très bien par ce fait que l'influence de la fascination dépend de la volonté ou de l'intelligence du sujet, tandis que la puissance de l'éblouissement *choréoptique* s'exerce malgré lui dans une certaine limite au moins. Il n'est certainement pas nécessaire d'être névropathe pour demeurer ébloui. En tous cas, si nous admettons que les hystériques seules peuvent l'être de façon à tomber en état hypnotique, il est incontestable que la femme enceinte étant dans un état hystérique passager; ce qui est démontré par les divers signes du début de la grossesse, doit forcément relever de cet agent thérapeutique.

L'influence de fréquentes séances de *choréoptisme* est absolument nulle au point de vue des conséquences fâcheuses possibles, car si l'accoucheur se rencontrait par hasard avec un sujet impressionné péniblement, cette action serait vite annulée par les suggestions appropriées.

Je préfère le *choréoptisme* à tout autre procédé d'hypnotisation, parce que, ainsi que je l'ai déjà signalé à plusieurs reprises, c'est un moyen doux. Jamais je n'ai vu, à la première séance, un sujet être d'emblée en état complet; Ce n'est que progressivement que disparaît d'abord l'insensibilité; la suggestibilité ne se développe que lentement, après un assez grand nombre de séances; la catalepsie n'est complète qu'après un entraînement prolongé; l'état somnambulique lui-même n'atteint toute son acuité que par phases.

Après avoir indiqué l'action constante du *choréoptisme*

sur la femme à l'état de gestation et son innocuité, je veux m'appliquer à faire ressortir le secours puissant qu'il peut et doit prêter à l'accoucheur.

Le fait de la suppression absolue de la douleur qui ne laisse à la mère que les joies de l'enfantement serait suffisant pour faire adopter le *choréoptisme* dans la pratique. Ce moment si redouté par la femme perd toutes ses horreurs et toutes ses transes, l'attention de la femme souffrante sera inévitablement attirée par cet avantage qui, pour elle, est immense.

L'accoucheur appréciera sans nul doute ce précieux élément de la disparition des souffrances, mais le *choréoptisme* a pour lui une action bien autrement précieuse ; je veux parler de la régularisation des contractions.

En effet, les contractions utérines apparaissant ou disparaissant à la volonté de l'accoucheur, mais c'est la vie sauve pour la parturiente dans presque tous les cas graves qui viennent compliquer l'accouchement ; c'est même la vie sauve pour l'enfant dans bien des circonstances où il eût été sacrifié sans cela.

La contraction se produisant sous l'influence de la suggestion, c'est tout d'abord la suppression de l'inertie utérine et la marche de l'accouchement régularisée sans avoir recours au seigle ou aux autres excitants d'une action souvent infidèle ou tardive.

L'application du forceps à la vulve pour résistance des parties molles ou ralentissement du travail n'ont plus raison d'être, il suffit d'une suggestion et la poussée vaincra facilement cet obstacle.

L'hémorrhagie post-partem externe et surtout interne due à une atonie de la matrice n'est plus à redouter, ses terribles et foudroyantes conséquences sont éloignées d'un mot. Que le globe utérin tarde à revenir sur lui-même, que des symptômes inquiétants se manifestent, la suggestion à l'état de veille suffira bien souvent pour les dissiper. Si son action, par hasard, faisait défaut, certainement elle ne manquerait jamais de se produire pendant le sommeil hypnotique et l'hémorrhagie sera certainement plus vite arrêtée que par quel autre moyen thérapeutique ou chirurgical que ce soit.

Si le *choréoptisme* a une action efficace dans les cas d'inertie de la matrice et dans leur conséquence, son action n'est pas moins énergique dans les circonstances contraires de convulsions et même de tétanos de cet organe. Les expériences nombreuses que j'ai faites à plusieurs reprises, d'arrêt prolongé dans la marche du travail, n'ont eu pour but que d'établir ce fait.

Le relâchement utérin momentané est certes précieux dans les cas d'enchatonnement placentaire, l'opérateur peut alors sans difficultés aller détruire les adhérences qu'il pourrait y avoir et retirer l'arrière-faix et les membranes retenus.

Pendant les applications de forceps, alors que la poussée chasserait le fœtus en avant, que la tête enclavée dans le détroit supérieur, gênerait à la pénétration de la main et des branches de l'instrument, entourant ainsi cette opération de difficultés qui, quelquefois, paraissent insurmontables; l'inertie utérine factice créée par l'hypnose permet le refoulement de la tête et l'opération devient d'une facilité extrême, sans compter qu'au moment des tractions, la suggestion aidant, les contractions reviennent tenaces et le dégagement se fait avec rapidité.

Je ne mentionnerai que pour mémoire l'avantage de la suspension des contractions lorsqu'il s'agirait de modifier une position vicieuse. Mais l'opération dans laquelle non seulement l'arrêt complet du travail, mais même le relâchement utérin absolu sont d'une incontestable utilité est sans contredit la version. Là par le fait du *choréoptisme* plus de lutte entre l'utérus qui veut expulser l'enfant et l'accoucheur qui veut le refouler, plus d'enclavement dans le détroit et le fœtus facilement remonté dans le bassin supérieur évolue sans encombres pour présenter à la volonté de l'opérateur soit les pieds, soit la tête.

L'une des complications les plus effrayantes de la grossesse et de l'accouchement.

Je veux parler de l'éclampsie, ne nous a point encore fourni d'exemple ; mais, d'après les observations recueillies, il me parait permis de croire que s'il n'en supprime pas tout à fait les fâcheux effets du moins le *choréoptisme* pourrait en atténuer grandement les conséquences.

Dans ma dernière observation, j'ai plus particuliérement voulu mettre à jour un nouveau et remarquable service que l'on peut demander à cette puissance inconcevable, qu'on l'appelle hypnotisme, *Choréoptisme*, peu importe ce nom ne variant qu'avec le moyen de la développer.

Dans mes expériences précédentes, j'avais à plusieurs reprises suscité en cours de grossesse un commencement de travail d'enfantement, chaque fois je l'avais interrompu pour attendre l'heure fixée par la nature. Cette fois-ci dans le cas de la fille R. X. l'occasion se présentait trop belle. et les circonstances m'obligeant à recourir à un accouchement provoqué je voulus d'abord employer ce procédé que je considérais comme inoffensif avant que d'en interroger un autre ; le succès a couronné ma tentative, il est venu confirmer ce que j'avais prévu par mes essais antérieurs.

Ce serait, ce me semble, une banalité que de vouloir établir l'avantage qu'il y a à préférer en pareil cas un moyen aussi anodin que le *choréoptisme* aux divers procédés de dilatation du col, de douches utérines, perforation des membranes, et autres, qui peuvent offrir des accidents et engendrer des péritonites et entraîner la mort de la mère et de l'enfant.

Mais celui là serait criminel qui, dans une circonstance semblable, ayant à sa portée un moyen si simple et si innocent ne le tenterait pas, se laisserait acculer aux termes de la grossesse dans l'inévitable dilemme d'une mutilation de la mère ou de l'enfant par une opération Césarienne, une embryotomie, une céphalotripsie.

Voilà les conclusions que m'ont suscitées les nombreuses

expériences que j'ai faites et plus particulièrement les trois observations que je viens de vous rapporter.

J'espère que vos savantes discussions jetteront un jour nouveau sur ces données et que de nombreuses expériences ultérieures viendront en généraliser l'exactitude et faire admettre l'inoffensif *choréoptisme* dans la pratique courante des accouchements.

DISCUSSION

Monsieur le Professeur Grasset, de Montpellier : Les recherches dont le docteur Fanton nous présente le résultat sont certainement très intéressantes et demandent à être poursuivies, de façon à pouvoir préciser les indications relatives et comparées du *choréoptisme*, des miroirs rotatifs de Luys et de l'hypnotisme par les yeux. Je voudrais, par exemple, que le docteur Fanton établisse que le *choréoptisme* réussit là où les autres moyens échouent, et cela dans quel cas. Je voudrais qu'on me démontre si par ce mode d'hypnotisme on acquiert une influence suggestive suffisante sur le sujet. Je voudrais, enfin, qu'on pût essayer de dégager dans cette thérapeutique la part à faire à la suggestion et la part du sommeil proprement dit. Je sais qu'il y a dans cet ordre d'idées beaucoup à faire, le docteur Fanton est entré dans une voie féconde qui peut le conduire à des résultats nouveaux et curieux.

Quant au sommeil hypnotique employé pour supprimer les douleurs soit de l'enfantement, soit d'une opération, nous en comptons déjà des exemples. Mais la suggestion appliquée à l'accouchement prématuré est une grave question qui, si elle est démontrée par de nouvelles expériences, me paraît grosse de conséquence médico-légale :

Dr Fanton. — Pour répondre à M. le professeur Grasset, il me faudrait faire ici toute une étude sur l'hypnotisme.

Je me contenterai de rappeler que, ayant employé tout d'abord les divers procédés d'hypnotisation dans les trois observations que j'ai citées, je n'ai pas réussi, tandis que j'ai pu obtenir d'abord le sommeil et, après quelques séances, la suggestibilité et tous les phénomènes de l'hypnose, par le *choréoptisme*. Ce fait ne s'est pas reproduit que dans ces cas là ; dans bien d'autres circonstances se rattachant soit à l'obstétrique soit à tout autre traitement, j'ai obtenu des effets par le *choréoptisme* là où nul procédé n'avait réussi. Les faits que j'ai cités plus haut et que j'aurais pu multiplier indiquent surabondamment que le sujet acquiert une suggestibilité excessive, mais, pour être dans le vrai, je dois reconnaître que, tandis que les sujets hypnotisés par la fascination sont presque toujours immédiatement suggestibles, ceux traités par le *choréoptisme* ne le deviennent qu'insensiblement et par entraînement.

Il me semble donc que le *choréoptisme* sera tout indiqué là où devra être employé l'hypnotisme alors que les procédés ordinaires seront restés sans succès pour produire l'hypnose. Quant à indiquer la part qui revient au sommeil proprement dit de celle qui est propre à la suggestion dans l'hypnotérapie. Il faudra, je crois, encore de longues expériences pour l'établir ; mais j'estime que l'on ne pourra y arriver qu'au moyen du *choréoptisme*, car le sommeil *choréoptique* est obtenu sans dicter la moindre suggestion, il n'est même pas nécessaire de prononcer les mots sacramentels : Dormez. Le sujet s'affaisse ébloui par l'alternance de la lumière et de l'obscurité, ou étourdi par les oscillations du miroir qui fait ainsi s'agiter autour de lui des objets immobiles de leur nature. Cet éblouissement, cet étourdissement provoque le sommeil.

Je ne puis répondre qu'une seule chose, c'est que M. le professeur Luys attribue à l'influence des miroirs rotatifs qu'il emploie, une action sédative très puissante sur le système nerveux.

Quant au nouveau chapitre de médecine légale qui s'ouvre devant nous, il est malheureusement prouvé que des criminels emploient à faire disparaître les traces de leur inconduite,

les moyens nouveaux que nous donne la science pour sauver
la mère et l'enfant dans les cas de Dystocie. C'est d'ailleurs
un triste privilége qui appartient aussi aux divers procédés
d'accouchements prématurés. Est-ce une raison pour nous
taire et ne pas faire bénéficier les malheureuses estropiées de
cet immense avantage de la méthode suggestive appliquée à
l'accouchement prématuré, alors que par ce moyen on peut
enlever à cette opération toutes les terribles conséquences
qui emportent le plus souvent la mère et l'enfant. Certes,
non !...

Il n'y a qu'à rechercher les moyens de constater la culpa-
bilité et je crois qu'en pareil cas, l'hypnotisation du sujet et
l'interrogatoire pendant le sommeil, ainsi que l'a indiqué
M. Gilles La Tourette, dans son remarquable ouvrage sur
l'*hypnotisme au point de vue médico-légal*, sont les meil-
leurs moyens d'investigation ; quoique cela, il n'y a certainement pas à nier que ce ne soit un point vers lequel doivent
tendre sérieusement les recherches des légistes.

M. LE DOCTEUR VERRIER, de Paris, après avoir loué la persévé-
rance et le zèle que met le Docteur Fanton à doter l'obstétrique d'un procédé d'hypnotisation qui, appliqué aux accouchements, pourrait, avec avantage, remplacer le chloroforme,
lequel n'est pas toujours sans danger, dit qu'à la *Société
obstétricale et gynécologique de Paris*, on a nommé, sur sa
proposition, une Commission chargée de vérifier les faits
analogues qui se passent dans le service de M. le docteur
Luys, à la Charité.

Déjà, un accouchement a eu lieu, la parturiente a été trans-
férée dans le service de M. Budin. M. Verrier, prévenu, est
arrivé au moment où l'expulsion venait d'avoir lieu. La
femme, qui avait été entraînée par le procédé des miroirs
tournants, employé par M. Luys, et suggestionnée par l'interne de service, a bien déclaré n'avoir rien senti...
M. Verrier l'a fait endormir de nouveau pour la délivrance ;
il remarqua qu'au moment du détachement placentaire la
femme poussait un soupir et faisait une grimace comme le
font la plupart des femmes non endormies et, cependant,

cette femme déclara n'avoir senti absolument rien. M. Verrier ne veut pas conclure d'un fait isolé, mais il est permis de se demander, dit-il, si, dans ce cas, comme dans ceux rapportés par M. Fanton, il n'y aurait pas une sorte de perte de la mémoire et si la parturiente ne sentirait pas réellement les douleurs ordinairement si vives de la parturition.

La Société obstétricale a également délégué son correspondant à Marseille, M. le docteur Bousquet, pour suivre les faits de M. le docteur Fanton, preuve évidente qu'elle s'intéresse à ces recherches. Quel que soit le résultat auquel aboutiront nos rapporteurs, il est d'ores et déjà à noter combien il serait à désirer que l'on pût étendre la suggestion à la sécrétion lactée comme dans le cas de la femme Gaubert ; faire disparaître les hémorrhoïdes qui tourmentent quelques femmes même après l'accouchement ; et enfin provoquer le travail avant terme dans le cas de rétrécissement du bassin, sans avoir recours aux différents procédés employés de dilatation ou d'excitation qui ne sont pas toujours sans inconvénients.

M. Verrier doute un peu du résultat et dit qu'il y aurait pu y avoir dans le cas de Mlle R. X., une coïncidence dont il ne s'explique pas la cause, mais qu'en définitive, l'avenir fera la lumière sur ces faits curieux.

Enfin, M. Verrier fait observer en terminant, que la prétention d'appliquer le *choréoptisme* par entraînement, à des femmes *non hystériques* lui paraît téméraire, jusqu'à preuve du contraire, en ce sens que ces manœuvres pourraient, d'après lui, rendre hystérique une femme qui, jusque là, aurait joui d'une belle santé. Il pense que ce n'est pas en vain, en effet, que l'on vient à provoquer chez une femme enceinte, d'ailleurs bien portante, des phénomènes de catalepsie et de somnambulisme et qu'on répète ces expériences un mois, deux mois et quelquefois plus longtemps encore avant l'accouchement. Il croit donc, jusqu'à plus ample informé, que le praticien prudent qui voudra essayer le *choréoptisme* d'après la méthode de M. Fanton où de M. Luys, devra s'en tenir exclusivement aux femmes hystériques, bien reconnues comme telles, ce qui réduit considérablement l'usage de l'hypnotisme appliqué aux accouchements.

Dr Fanton. — Je pourrais tout d'abord croire comme notre savant confrère, le Docteur Verrier, qu'une perte de la mémoire de la parturiente peut donner le change pour une suppression des douleurs, si les accouchées sur lesquelles j'ai agi étaient demeurées en état hypnotique, léthargie ou somnambulisme, mais il n'en est point ainsi ; et, dans les trois cas que j'ai cités et une vingtaine d'autres que je n'ai pas indiqués mais qui m'ont servi de point de départ et d'études sur les effets du *choréoptisme*, les parturientes sont restées à l'état de veille jusqu'au dernier quart d'heure qui précède l'accouchement, indiquant elles-mêmes le phénomène des contractions et précisant la sensation éprouvée qu'elles qualifient chaque fois de mouvements analogues aux efforts à faire pour aller à la selle.

J'admettrai peut-être avec M. le docteur Verrier, qu'il y ait une coïncidence dans l'accouchement prématuré de la fille R. X. si, d'abord, à plusieurs reprises, et pour ne parler que des faits signalés dans ma communication, je n'avais pu juger de l'influence de la suggestion sur l'entraînement du travail ; expériences qui se sont reproduites maintes fois devant quantités de confrères et de sages-femmes. Il me paraît peu admissible que les contractions utérines, se produisant chaque fois aussi souvent que le demandait la suggestion aux moments précisés par elle, aient été chaque fois dans ces très nombreuses expériences, le fait de coïncidences, et s'il est admis qu'elles soient le fait de la méthode suggestive, on est forcé d'admettre que l'accouchement prématuré en sera la conséquence forcée et inévitable.

Enfin, je ne crois pas qu'il y ait témérité à appliquer le *choréoptisme* dans l'accouchement pour obtenir la suppression des souffrances et la régularisation du travail. Les avantages considérables qu'en retire l'accouchée et l'accoucheur ne peuvent pas être mis en balance devant le danger problématique que court une femme non hystérique de le devenir ; et d'abord les phénomènes hystériques que développe la grossesse persistent-ils après l'accouchement? Ne voit-on pas, au contraire, cet état nerveux particulier à la grossesse et l'éclampsie elle-même cesser après l'enfantement.

M. le docteur Verrier paraît craindre les conséquences d'un entraînement de plusieurs mois. Je répondrai d'abord que l'entraînement d'un mois n'est que très rarement nécessaire, que si je l'ai employé sur les sujets dont je donne ici l'observation, c'est qu'il s'agissait de sujets d'études ; que la plupart du temps un entraînement d'une semaine suffit ; et que lorsque le sujet a atteint le degrès de suggestionabilité désirable, il n'y a plus qu'à attendre le jour de l'accouchement.

J'ai vu quelquefois des phénomènes hystériques se développer chez des sujets soumis au sommeil hypnotique c'est vrai ; mais j'ai toujours remarqué que ces faits n'avaient lieu que dans les cas où les suggestions dictées étaient désagréables à l'hypnotisé et qu'il les exécutait contre son gré après une lutte entre sa volonté et cette puissance inconnue qui le pousse malgré lui, ce qui n'est pas le cas dans la suppression des souffrances.

Quant à admettre que le fait de mettre un sujet en hypnotisme puisse entraîner l'hystérie lorsque ce fait n'est pas une habitude, je crois que ce serait vouloir soutenir que quelques libations copieuses mais passagères suffisent à développer l'alcoolisme.

En tout cas, je répèterai que la suggestion peut très bien terminer le mal qu'elle aurait pu faire et que lorsque le sujet est devenu obéissant au point de n'accoucher qu'au commandement, il est assez malléable pour qu'on obtienne de lui tout ce que l'on voudra pour son bien-être.

M. LE DOCTEUR BRÉMOND, de Paris.— Je n'ai qu'un mot à dire : C'est que je ne saisis pas l'utilité d'un instrument quelconque pour provoquer l'hypnose. J'ai moi-même endormi plus de mille sujets, et je n'ai jamais eu recours à d'autres procédés qu'à la fascination ; l'action des miroirs me paraît se réduire à la fixation d'un point brillant. J'estime, en outre, que ces moyens mécaniques diminuent de beaucoup l'influence que la fascination donne à l'opérateur sur l'hypnotisé, ce qui n'est certes pas à dédaigner au point de vue de la suggestion.

M. le docteur FANTON. — Il est très heureux pour M. le docteur Brémond que dans tous les essais d'hypnotisation par la fascination, il ait constamment réussi ; ce n'est là le cas d'aucun des savants ou des médecins qui ont pratiqué l'hypnotisme, et chacun d'eux, au contraire, signale une forte proportion de sujets rebelles ; plusieurs fois aussi, on a remarqué que tel sujet n'est pas hypnotisé par tel procédé, la fascination, par exemple, qui succombe à tel autre, la friction des globes occulaires, la fixation d'un point lumineux. C'est donc augmenter les moyens d'action de l'hypnotisme que de rechercher des procédés nouveaux de le produire, et je donne pour exemple les sujets dont j'ai cité les observations qui n'ont précisément pas pu être influencés par les procédés connus ; il m'a fallu, chaque fois, me servir du miroir pour arriver, chez eux, à produire l'hypnose.

D'autre part, l'action des miroirs est comparée au strabisme produit par un point brillant ; de là, l'inutilité des miroirs rotatifs.

J'admettrai cette objection pour les miroirs rotatifs de M. le professeur Luys, qui sont des miroirs aux allouettes mus par un mouvement giratoire rapide et qui tracent dans l'espace, par ce fait, des cercles concentriques lumineux. Mais ce n'est point le fait des miroirs que je vous présente qui, beaucoup plus grands que les miroirs de Luys et mus d'une rotation plus lente, réfètent, je dirai alternativement, la lumière et l'obscurité et produisent dans l'œil des phénomènes alternants. Il n'en est surtout pas de même de ce simple miroir à *choréoptisme*, qui a pour effet de faire paraître mobiles des objets immobiles par eux-mêmes et d'engendrer ainsi un état de vertige qui facilite l'hypnose.

Quant à la suggestionnabilité des sujets hypnotisés par le *choréoptisme*, je dois reconnaître qu'elle est nulle pendant les premières séances, qu'elle ne se développe que peu à peu, mais elle peut, avec quelque entraînement, obtenir la même accuité que chez un sujet hypnotisé par la fascination. Je n'en veux pour preuve que les observations que je viens de vous exposer.

M. le Docteur Baraduc, de Paris. — J'ai suivi avec un grand intérêt les remarquables conclusions du travail de M. le docteur Fanton, et cette double conception du *choréoptisme* et d'hypnotisme je dois dire qu'elle vient confirmer les prévisions de M. le docteur Luys.

Pendant de longs mois, j'ai suivi les expériences de l'hôpital de la Charité, et j'ai pu remarquer que les hypnotisés par les miroirs rotatifs n'étaient pas moins suggestionnables que les hypnotisés par tous autres procédés.

Les miroirs rotatifs sont, d'ailleurs, presque exclusivement usités dans le service de M. le docteur de Luys dont les résultats en hypnotérapie sont connus.

Il est vrai que les miroirs du docteur Luys ne ressemblent en rien à ceux du docteur Fanton ; mais je considère aussi ces derniers comme un procédé nouveau qui, dans certains cas, peut encore offrir des ressources là où d'autres moyens auraient échoué. J'ajouterai que M. le docteur Luys pense que les miroirs rotatifs possèdent en propre une action sédative du système nerveux et que, chez certains sujets qui ne sont pourtant pas suggestionnables, le seul fait de tomber en léthargie sans l'influence des miroirs, produit chez eux une sédation très grande sur laquelle il a bien des fois attiré notre attention.

Personnellement je crois que la lumière est un fluide comme l'électricité, et dont toutes les propriétés et les moyens d'action ne nous sont point encore parfaitement connus, que la lumière a une action dynamique profonde sur les noyaux centraux optiques, d'ordre inhibitoire lorsqu'elle procure le sommeil, ou dynamogène lorsqu'on pousse l'entraînement aussi loin.

Ce dernier agent permet de faire parvenir jusque dans les centres du mesocephale des modifications de l'énergie plus en rapport avec ces centres que la forme ordinaire de l'électricité.

J'ai vu des modifications sur le nervosisme se produire dans quelques mois, en particulier sur l'asthme nerveux.

Depuis le docteur Stein, de Moscou a fait paraître sa lampe insensibilisatrice avec succès.

Je considère donc la lumière comme un agent précieux à employer sur les nerfs du mesocephale et ne puis qu'applaudir aux applications qui en a été faite par le Dr Fanton et les intéressants résultats qu'il a obtenus ne m'étonnent nullement.

Il est évident que ces assertions méritent de nouveaux faits pour être confirmées, et il serait à désirer que le docteur Fanton pût nous présenter une plus grande quantité d'observations pour affirmer ses conclusions.

Dr FANTON. — Je voudrais signaler à M. le docteur Baraduc ce fait, c'est que je n'ai pas l'avantage de connaître la lampe du Dr Stein, de Moscou, mais dans une brochure que j'ai publiée en février 1890, j'ai donné précisément le dessein d'une lampe que j'ai également employée à l'hypnotisation avec laquelle j'ai obtenu d'excellents résultats qui cependant ne sont pas à comparer avec ceux donnés par mes miroirs, c'est pourquoi je l'ai abandonnée.

La discussion est close, le temps accordé à chaque communication étant depuis longtemps écoulé.

Je pourrais aujourd'hui ajouter, pour affirmer le dire du docteur Baraduc et établir l'action sédative des miroirs rotatifs en dehors de toutes suggestions, ajouter deux observations qui sont en cours, l'une chez une jeune fille que j'ai vue avec notre confrère le dr Chevillon, atteinte de lipémanie et de crises hystériques très fréquentes, que j'ai pu endormir à plusieurs reprises et dont l'état s'est considérablement amélioré quoiqu'elle n'ait jamais obéi à aucune suggestion. Cette malade a été vue par plusieurs confrères qui tous ont essayé de l'hypnotisme soit par la fascination, soit par la compression des globes oculaires, soit les frictions sur le vertex ou la fixation du regard sur un point lumineux, et toujours sans succès. J'ajouterai que pour obtenir le sommeil, j'ai dû chaque fois la laisser pendant 35, 40, 45 minutes en face du miroir.

Le deuxième cas, est celui d'une jeune dame enceinte, que je vois chaque jour avec notre confrère le docteur Bastide; ici encore, les crises hystériques parfaitement caractérisées remontent à vingt mois, époque à laquelle cette dame avorta à la suite d'une chute. Ces crises se renouvelaient quatre ou cinq fois par jour. Les médications diverses n'ont amené aucune amélioration; une grossesse survint qui aggrava considérablement sa situation, et la malade avait, par jour, 15 à 18 accès de formes différentes. Tantôt des accès de suffocation, tantôt des vertiges violents, tantôt les crises épileptoïdes.

La métalothérapie paraissait avoir amené une lueur de mieux, mais sans consistance; le *choréoptisme* a produit chez elle une merveilleuse sédation. Après trois séances, elle a pu être endormie, mais elle n'a jamais obéi à la suggestion. Si bien que, pour la réveiller, il ne faut pas employer le commandement, mais il faut la secouer, lui frapper sur les joues, en un mot, la réveiller par tous autres moyens que ceux employés d'ordinaire pour dissiper le sommeil hypnotique.

Ces deux observations d'ailleurs fort incomplètes puisque les malades sont encore en traitement, mais que je publierai, d'ailleurs, plus en détail, l'une d'elle devant donner lieu probablement à un accouchement sans souffrances dans le sommeil *choréoptique*, l'autre offrant mille particularités fort intéressantes, sont deux cas particulièrement probants de l'action sédative du miroir à *choréoptisme* en dehors de toutes suggestions.

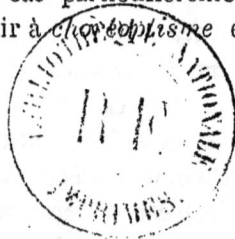

www.ingramcontent.com/pod-product-compliance
Lightning Source LLC
Chambersburg PA
CBHW071413200326
41520CB00014B/3425